AF383891

Conserver la [illegible]

DÉPÔT LÉGAL
n° 78
1874

[Bibliothèque Nationale — Imprimés stamp]

DU

VER SOLITAIRE

—

ORIGINES, PROPAGATION, TRAITEMENT

(Accompagné d'une planche.)

NIMES

TYPOGRAPHIE CLAVEL-BALLIVET

12, rue Pradier, 12

—

1874

Te 90/26

et nous nous contenterons de dire qu'on a été jusqu'à contester leur animalité, et que Félix Platter, médecin du XVIIe siècle, est le premier qui fit quelque lumière sur cette question si obscure. Mais même à cette époque et pendant longtemps encore après les travaux de Platter, on a cru que le Ténia était constitué par la réunion de cucurbitins primitivement libres et se groupant quelquefois *dans une membrane qui se serait détachée de l'intestin* ; c'est l'opinion qui a prévalu jusqu'à la fin du siècle dernier.

Le Ver solitaire et le Bothryocéphale se rencontrent dans toutes les latitudes avec cette particularité remarquable que c'est toujours à l'exclusion l'un de l'autre : on ne voit jamais le Tenia Solium dans les pays où se trouve le Bothryocéphale, et ce dernier fait absolument défaut là où on rencontre le Ténia.

En France, nous n'avons que le Ver solitaire ; en Suisse, au contraire, on n'en trouve pas du tout, et le Bothryocéphale y est excessivement répandu ; dans le reste de l'Europe, en Afrique, en Amérique, on ne trouve que le Ver solitaire.

C'est de ce dernier seulement que nous nous occuperons ici, tout ce qui en sera dit pouvant, d'ailleurs, être appliqué au Bothryocéphale, duquel il ne diffère que par la structure et l'aspect physique.

Structure.

Le *Tenia solium* ou Ver solitaire appartient au type des Cestoïdes et à la tribu des Téniadés ; on en distingue deux sortes : le Ténia armé et le Ténia inerme. Ils ne diffèrent entre eux que par quelques détails de structure et par des *couronnes de crochets* qui, situées sur la tête, constituent l'armure du premier et manquent totalement au second. Celui-ci, d'ailleurs, étant fort rare, nous ne parlerons que du Ténia armé.

Le Ver solitaire est un animal composé d'un corps (*strobila*) de longueur très-variable, pouvant atteindre, au dire de quelques naturalistes, *jusqu'à 40 mètres*, mais ayant une longueur moyenne de 4 à 6 mètres, formé d'anneaux ou d'articles (*cucurbitins, proglottis*) soudés les uns aux autres, caducs, plus larges que longs du côté de la tête, et s'allongeant à mesure qu'ils s'en éloignent. Du côté de la tête, le corps se rétrécit jusqu'à devenir filiforme et se termine par un petit renflement muni de plusieurs couronnes de crochets et qui n'est autre chose que la tête elle-même. Cet organe a une largeur moyenne de $1/4$ à $3/4$ de millimètre. La longueur des crochets varie de $1/6$ à $1/10$ de millimètre. Le Ver solitaire vit dans l'intestin grêle.

Les articles ou cucurbitins ont une individualité propre, car, après être restés assez longtemps adhérents entre eux et à la tête, ils s'en séparent par scission et vivent un certain temps isolément. Chaque article renferme les organes de la reproduction des deux sexes et s'ouvre extérieurement en un point où aboutissent les organes mâle et femelle. Ce point visible à l'œil nu est situé sur le côté de l'article. L'intérieur est entièrement occupé par la matrice qui peut contenir une quantité innombrable d'œufs. M. Déjardin a calculé qu'un Ténia ordinaire peut en contenir 25,000,000 (25 millions). Ces œufs sont sphériques, leur diamètre moyen est de $1/33$ de millimètre; ils contiennent un embryon hexacante (muni de six crochets), visible au microscope si on traite l'œuf par une solution de potasse caustique et à l'aide d'un grossissement de 340 diamètres.

Propagation.

Le Ténia se propage par génération alternante, c'est-à-dire qu'il appartient à ce groupe d'animaux dont la progéniture ne ressemble pas du tout aux parents qui lui ont donné naissance, et qui à son tour engendrera un être qui, ne lui ressemblant en rien, reproduira le type primitif. En effet, nulle ressemblance entre l'anneau d'un Ténia et la tête de qui il procède directement, et encore moins avec l'embryon qui doit devenir une tête, et cependant chacun de ces trois organes peut produire un animal complet.

Il est fort difficile de suivre pas à pas toutes les phases de cette génération; tout ce que nous en savons, c'est que la tête donne naissance aux anneaux *par gemmation* — et ce qui le prouve, c'est que toutes les fois qu'un Ténia n'est pas complétement expulsé, il se reconstitue rapidement — et que les anneaux produisent *par sexualité* un embryon hexacanthe.

Maintenant, comment se complète le cercle? Par quelle suite de transformations cet embryon devient-il un scolex? Est-ce par gemmation?

Combien lui faut-il de temps avant d'arriver à cet état et dans quel milieu s'opère la transformation? Nous l'ignorons! Nous savons seulement que ces divers changements d'état ont lieu dans des milieux différents : *l'individu complet* vit dans l'intestin *et jamais hors de là;* les *œufs* sont toujours expulsés au dehors, sans quoi le nombre des Ténias chez le même individu pourrait être innombrable ; les crochets dont *l'embryon est armé* font présumer qu'il doit vivre dans un milieu résistant et non dans un milieu fluide, et cette présomption est confirmée par ce fait qu'on ne trouve aucune larve dans les eaux douces ou salées, et qu'on en rencontre au contraire dans les organes parenchymateux et dans les cavités closes des animaux.

Origines.

Maintenant, qu'est-ce qui donne naissance à l'un ou à l'autre terme de cette trinité?

La plupart des helminthologistes, se basant sur la ressemblance de forme et de constitution du cysticerque ladrique avec la tête du Ténia, et sur les expériences de MM. Van-Béneden, Kucheumeister, Leuckart et Humbert, admettent que le cysticerque ladrique est le premier âge, l'état de larve du Tenia solium (Davaine, *synopsis* XXVII). Mais ces expériences faites, tantôt en ingérant des cysticerques ladriques pour obtenir des Ténias, tantôt des œufs de Ténia pour avoir des cysticerques, n'ont pas toujours donné les résultats attendus, et, par suite, ne sont pas assez rigoureusement concluantes pour permettre d'établir que le cysticerque ladrique et le Ténia sont deux états différents du même animal.

D'ailleurs, des faits nombreux et indéniables nuisent beaucoup à cette théorie. Les Abyssiniens ont presque tous le Ver solitaire, et tout le monde attribue cette maladie à l'usage du *Broundou*, leur mets favori, constitué uniquement de chair crue de bœuf ou de mouton. Or, ces animaux ne sont pas sujets à la ladrerie, et par conséquent n'ont point de cysticerques.

D'autre part, on a remarqué que les personnes qui ont fait usage de viande crue comme alimentation ou comme régime, montrent très-fréquemment des cas de Ténia. Or, la viande employée dans ce cas étant toujours celle du bœuf, et *le bœuf un des rares mammifères qui n'ait point de cysticerque ladrique*, on peut en conclure que si le Ténia procède du cysticerque ladrique, il a à coup sûr d'autres modes de propagation.

L'intestin grêle, avons-nous dit, est le séjour habituel du Ténia qui, suivant sa longueur, en occupe une étendue variable, et s'y trouve quelquefois pelotonné en boule. La position du ver est telle que la tête est la plus rapprochée du pylore, et fixée dans la paroi de l'intestin, ce qui explique comment la partie antérieure et la tête ne sont jamais expulsées par les seuls efforts de l'intestin, tandis que des portions considérables sans la tête sont rendues spontanément. Le Ténia est ordinairement seul de son espèce sur le même individu, et de là lui est venu le nom de Ver solitaire ; mais cette règle ne manque pas d'exceptions, et les cas où la présence de plusieurs Ténias sur le même individu a été constatée sont assez nombreux.

C'est chez les adultes que l'on rencontre le plus souvent le Ténia, mais aucun âge n'en est exempt : on le trouve chez les enfants à la mamelle aussi bien que chez les vieillards ; et le plus beau que nous ayons jamais vu (il mesurait 24 mètres) avait été rendu par une femme âgée de près de 60 ans.

Les individus atteints de Ténia rendent de temps en temps, par les selles, des portions plus ou moins considérables de ver ; quelquefois c'est le ver presque entier moins la tête ; le plus souvent, des fragments composés d'un certain nombre d'anneaux, et souvent aussi des curcubitins isolés et vivants. Quelquefois aussi ces curcubitins sortent spontanément dans l'intervalle des selles.

On cite quelques exemples de Ténias rendus par les vomissements.

La durée du Ténia peut être très-longue, et beaucoup de personnes nous ont assuré en être atteintes depuis plus de dix ans. Sa présence effraye généralement les malades ; et cependant, dans le plus grand nombre des cas, on ne s'en aperçoit que par les fragments rendus avec les selles. Mais souvent elle donne naissance à des phénomènes pathologiques de divers ordres, et qui, variant d'intensité avec la constitution de l'individu, sont plus appréciables chez les personnes nerveuses et faciles à impressionner. Il est vrai que chez ces personnes-là l'imagination est plus facilement frappée, et par suite la perception singulièrement accrue.

Symptômes.

Quels sont les symptômes qui peuvent dénoter sûrement la présence du Ténia ? Aucun !

Il est impossible, en effet, de citer une sensation désagréable qui n'ait été éprouvée par quelque *ténieux*, et l'on peut dire que la présence du Ténia produit les symptômes de toutes les maladies, et que, par suite, il n'existe aucun symptôme qui lui soit spécial. Cependant, quand on se trouve en présence d'un ensemble de phénomènes dont nous allons parler, et qu'il n'y a pas de cause évidente à lui attribuer, on peut, on doit même soupçonner la présence du Ténia.

C'est ce qu'on devra faire toutes les fois que le malade présentera les symptômes suivants :

Un état continuel de malaise avec amaigrissement ; un appétit désordonné, mais diminué plutôt qu'augmenté ; des coliques sans diarrhée ; des crampes d'estomac cédant à l'ingestion des aliments ; un état de lassitude générale ; des démangeaisons à l'anus et au nez ; des sensations de piqûres dans les flancs, et quelquefois celles d'une boule qui roulerait dans le ventre.

Les phénomènes les plus graves sont ceux que le Ténia produit quelquefois sur le système nerveux, et qui consistent en attaques ressemblant à s'y méprendre à celles de l'épilepsie, de l'hystérie et de la chorée.

L'ensemble de ces phénomènes ou de quelques-uns d'entre eux doit éveiller l'attention et faire surveiller les selles avec beaucoup de persévérance, car souvent l'expulsion de fragments de Ténia ne se fait qu'à de rares intervalles ; mais, en cas de doute, l'administration d'un purgatif éclaircira de suite la situation.

Nous avons dit plus haut que le ver devait être expulsé avec la tête, faute de quoi il se reproduit *par gemmation* ; et, au bout d'un certain temps, les accidents qui avaient signalé sa présence se reproduisent. Il faut en moyenne trois mois pour cela, et il est rare qu'au bout de ce temps-là on n'en rende pas spontanément des morceaux.

Traitement.

Dans le traitement du Ténia, on doit considérer deux choses avant tout : la quantité de ténifuge à employer, et le moment le plus convenable pour l'administrer avec le plus de chances de succès. On devra donc s'inquiéter de savoir quelle ést l'action du remède sur le ver, et en même temps sur l'organe avec lequel il va être mis en contact. Cette action est-elle simplemement toxique, et le ver est-il empoisonné sans que l'intestin soit en aucune façon affecté par le poison, ou bien est-elle de nature à exciter les sécrétions de cet organe et ses mouvements péristaltiques ?

Il est parfaitement établi, d'une part, que le ver solitaire ne s'empoisonnant que par le contact, il faut par conséquent que ce contact soit le plus prolongé possible, et les surfaces de contact le plus développées qu'il se pourra ; d'autre part, les médicaments qui excitent les mouvements de l'intestin (c'est-à-dire les purgatifs), outre qu'ils ne peuvent être gardés un temps suffisamment long, ont pour effet d'imprimer à cet organe des mouvements assez violents pour que le Ténia secoué puisse se rompre sous son propre poids ; et, dans ce cas, la partie qui reste n'en est que plus solidement fixée à la paroi de l'intestin.

Ce que nous avançons là est confirmé par l'expérience : administrez un ténifuge quelconque qui ne fasse rendre le Ténia que d'une façon incomplète, vous pourrez ensuite donner le même médicament ou tout autre de votre choix aussi souvent que vous le voudrez, et cela *sans aucun succès*, à moins que vous ne laissiez au ver le temps nécessaire pour se reconstituer.

En résumé, pour opérer avec les plus grandes chances de succès, il faut :

1° Administrer un ténifuge qui n'ait aucune action sur l'intestin ;

2° Choisir le moment où le ver a acquis son plus grand développement, et prolonger le contact du médicament avec le Ténia le plus longtemps possible ;

3° Avant d'administrer le remède, soumettre le malade à la diète et lui donner un léger purgatif pour débarrasser l'intestin des matières fécales, afin de faciliter encore plus le contact du ver et du remède ;

4° Le remède administré, interdire au malade, pendant le plus longtemps possible, l'ingestion de tout aliment et de toute boisson.

Il ne nous reste plus, maintenant, qu'à rechercher quel est le ténifuge auquel on doit accorder la préférence. Pour cela, notre dessein n'est pas de passer en revue tous les remèdes rationnels ou empiriques qui ont été tour à tour préconisés contre le ver solitaire. L'énumération même en serait trop longue, et nous nous contenterons d'en citer trois : la Fougère mâle, le Grenadier et le Kousso. Nous ne dirons que quelques mots des deux premiers, pour ne nous occuper que du Kousso qui, à tous égards, nous paraît mériter la préférence sur tous les ténifuges connus.

La Fougère mâle (*Filix mas*) est un ténifuge très-infidèle, par plusieurs raisons : la première, celle qui domine toutes les autres, c'est que l'expérience a démontré que si dans certaines conditions elle agit assez bien contre le Bothryocéphale, elle est à peu près sans action contre le ver solitaire. Ensuite, il est très-facile de la confondre avec d'autres fougères qui n'ont aucune propriété ténifuge. Enfin, le principe actif qui est un principe gras n'existe, dans le bourgeon, qu'à certain moment de l'année qu'il faut choisir pour la récolte, et, comme tous les principes de même nature, est sujet à s'altérer rapidement.

L'*Ecorce de racines de Grenadier* réussit quelquefois, à la condition de provenir de grenadiers sauvages, d'être administrée fraîche et à très-haute dose ; mais, le plus souvent, son emploi n'amène que des insuccès, et n'est pas exempt d'accidents consécutifs dus à l'action irritante qu'elle produit sur le tube digestif.

Le Kousso ou Brayère (Brayera Anthelminthrica), de la famille des rosacées, est un arbre très-fort et très-élevé, qui croît dans diverses parties de l'Afrique et notamment en Abyssinie ; et, dans ce pays où le ver solitaire est endémique, les habitants ont coutume de prendre, de temps à autre, des fleurs de Kousso pour combattre leur parasite. Ce sont les fleurs femelles (car la Brayère est dioïque) qui sont employées ; elles nous arrivent en bottes d'environ 250 grammes, d'une couleur jaune rosée. On les fait prendre à la dose de 20 à 25 grammes de poudre infusée dans deux verres d'eau bouillante, et il faut tout avaler, liquide et poudre.

De nombreuses expériences, faites dans les hôpitaux de Paris par plusieurs médecins, et notamment par les docteurs Aubert-Roche et Mérat, et suivies de rapports adressés à l'Académie de médecine, ont établi d'une façon irréfutable que le Kousso l'emportait, et de beaucoup, sur tous les ténifuges connus ; et, depuis, les expériences de tous les jours n'ont fait que corroborer ce premier jugement.

Malheureusement, le Kousso en nature, tel qu'il a été administré jusqu'à ce jour, présente, à côté de ces qualités si précieuses, de graves défauts.

D'abord, comme tous les végétaux, il s'altère en vieillissant ; et, comme son usage est fort restreint, on ne rencontre le plus souvent, dans les pharmacies, que des fleurs déjà anciennes. Mais, en le supposant même dans toutes les conditions désirables de fraîcheur et de qualité, son usage n'en présente pas moins des inconvénients tels, qu'ils amoindrissent presque toujours et quelquefois annihilent complétement les effets de ce précieux ténifuge.

Il n'est pas facile, en effet, d'avaler deux verres d'eau tiède tenant en suspension une poignée de poudre grossière qui lui a communiqué une odeur et une saveur affreuse, et la plupart des malades n'y parviennent pas. Quant à ceux qui sont assez forts pour surmonter le dégoût qu'inspire un pareil breuvage, ils n'ont pas triomphé pour cela, car souvent l'estomac se refuse à garder ce dépôt, et ses parois contractées rejettent par le vomissement tout ou partie du médicament. Enfin, même lorsqu'il n'est pas rendu, il n'en occasionne pas moins des coliques et des nausées qui fatiguent énormément le malade.

Pour parer à ces inconvénients, nous avons cherché à présenter le même Kousso sous une forme telle qu'il pût être accepté sans dégoût, même par les personnes les plus délicates, et que son administration fût exempte des nausées et des coliques habituelles. Dans ce but, à l'aide d'appareils et de dissolvants appropriés, nous extrayons du Kousso toute la partie soluble, jusqu'à épuisement tel qu'il ne reste comme résidu que du ligneux. Les liqueurs sont ensuite évaporées à basse température, et les extraits qui en proviennent rapidement convertis en dragées.

Nous obtenons ainsi une préparation qui possède toutes les propriétés du Kousso, et a sur lui les avantages suivants :

1° DIMINUTION DU VOLUME qui devient insignifiant, si on le compare à celui de la poudre que représentent nos dragées ;

2° ABSENCE D'ODEUR ET DE SAVEUR. La pilule est assez enrobée pour pouvoir être conservée assez longtemps dans la bouche, sans communiquer d'autre goût que celui du sucre ;

3° CONSERVATION BEAUCOUP PLUS LONGUE DES PRINCIPES ACTIFS, qui sont mis à l'abri des influences atmosphériques.

Ces Dragées, auxquelles nous avons donné le nom de DRAGÉES MICHEL, ont fait leurs preuves. Depuis dix ans que nous les préparons, elles ont été expérimentées par un grand nombre de médecins de Paris, de la province et de l'étranger, et le succès a été la règle qui a suivi leur usage, ainsi que le prouvent les nombreuses attestations que nous possédons.

Les DRAGÉES MICHEL se vendent sous deux formes : en flacons contenant 20 dragées et représentant 25 grammes de Kousso (dose ordinaire) et en flacons de 30 dragées représentant 37 grammes 50 de Kousso (dose forte), chaque dragée contenant les principes solubles de 1 gramme 25 de Kousso. La dose forte convient aux personnes robustes, la dose ordinaire aux femmes et aux adultes.

Pour les enfants de 8 à 14 ans · 10 à 14 dragées
— 3 à 8 6 à 10 —

Dans le cas où le malade ne pourrait pas les avaler, on les pile, on les mélange avec de la confiture ou du miel, ou bien on les enveloppe de pain azyme.

Le prix de la dose ordinaire est de 10 fr.
— dose forte......... 15 fr.
Envoi *franco* par la poste contre un mandat.

Mode d'emploi des **DRAGÉES MICHEL**.

La veille ne plus manger à partir de midi : Prendre le soir, à l'heure habituelle du dîner, 10 à 15 grammes d'huile de ricin ou 15 à 20 grammes de sulfate de soude, et autant que possible ne se mettre au lit qu'après l'effet de ce laxatif.

Prendre les dragées en se mettant au lit. Il suffit de les tremper une à une dans un verre d'eau pour rendre cette opération facile. Dans le cas où on ne pourrait pas les avaler entières, les piler dans un mortier et envelopper la pâte dans des hosties.

S'abstenir de toute boisson et de tout aliment le plus longtemps possible, mais dans tous les cas jusqu'au lendemain à midi.

Le ver est généralement expulsé avant midi, s'il ne l'était pas et que la diète pût être prolongée sans crainte pour le malade, nous conseillons d'attendre, sinon prendre de 25 à 50 grammes d'huile de ricin et manger une heure après.

Pour tous les renseignements et demandes de DRAGÉES MICHEL, *s'adresser à* M. MICHEL, *pharmacien à Nîmes.*

DES DÉPOTS

ont été établis dans les villes suivantes, chez les pharmaciens
dont les noms suivent :

PARIS : { PHARMACIE BERAL , 14 , rue de la Paix.
{ — SAISON, 34 , boulevard Voltaire.

AIX, Gras.

AGEN, Dheur.

ALGER, Desvignes.

ANGERS, Menière.

AVIGNON , Chauvet frères.

BONE, Housset.

BREST, Daniel.

BORDEAUX { Robineaud.
{ Lechau.

CANNES , Ardisson.

DIJON , Mousseron.

GRASSE, Icard.

GRENOBLE, Drevon.

HYÈRES, Massel.

LE HAVRE , Cler.

LE MANS , Dallier et Ce.

LILLE, Delezenne.

LYON, Rieaux.

MARSEILLE, Farnarier.

METZ, Richard.

MONTPELLIER, Belugou.

MULHOUSE, Meistermann.

NANCY, Ferry.

NANTES, Genevier.

NICE, Donato.

ORAN , Barthélemy.

ORLÉANS , Lahaussois.

REIMS, Bonnart.

ROCHEFORT, Brou-Duclaud.

ROUEN, Gascard.

STRASBOURG, Bauer.

SAINT-ETIENNE, Arnoult.

TOULON , Honnoraty.

TOULOUSE, Blot.

TOURS , Héliot.

ÉTRANGER.

BRUXELLES, Delacour.

PORT-SAÏD, Perrot.

ALEXANDRIE, }
LE CAIRE, } Rouyer et Ce.
ISMAÏLIA, }

GENÈVE, Bourne.

Nimes, Clavel-Ballivet.

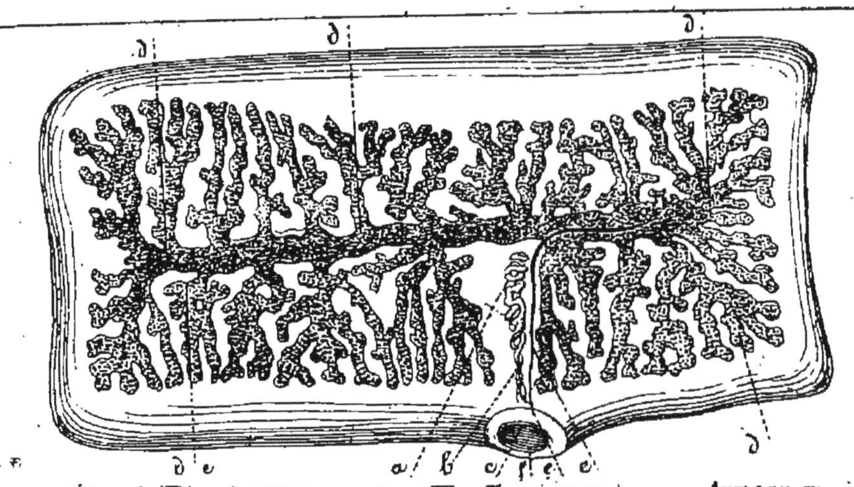

FIG. 1. D'après MM. GERVAIS et VAN BENEDEN). — Anneau ou proglottis adulte du ténia solium, grossi. a, testicule; b, spermiducte; c, orifice du pénis; d, d, d, d, matrice remplie d'œufs; e, vagin; f, cloaque sexuel.

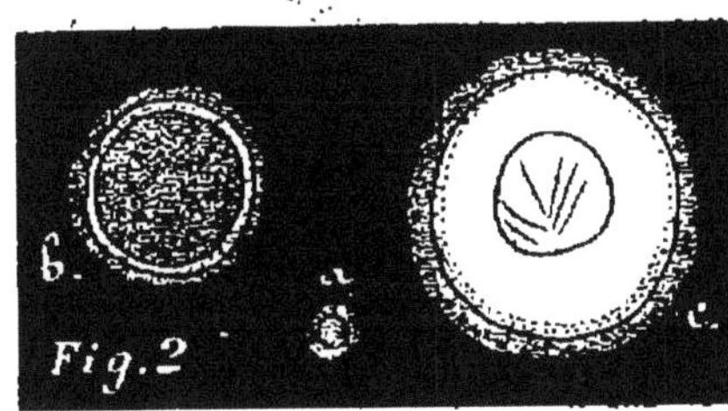

FIG. 2. D'après M. DAVAINE
Œuf du ténia solium armé. — a, grossi 70 fois; b, 340 fois; c, même grossissement et traité par une solution de potasse caustique pour rendre apparent l'embryon hexacanthe qu'il renferme.

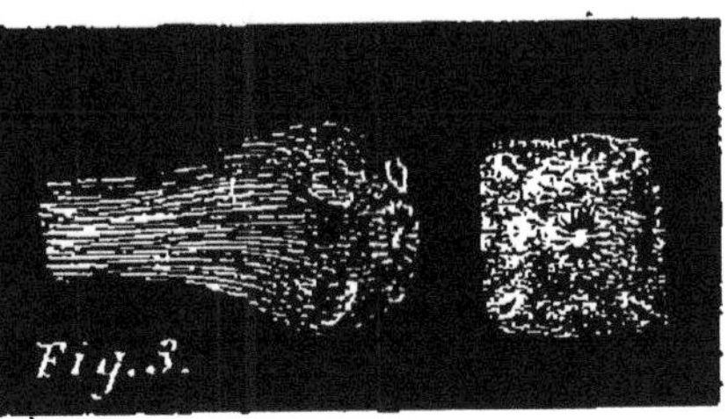

FIG. 3. (D'après M. DAVAINE)
Tête du Ténia de l'homme, armé, grossie 12 fois et vue sous deux aspects différents

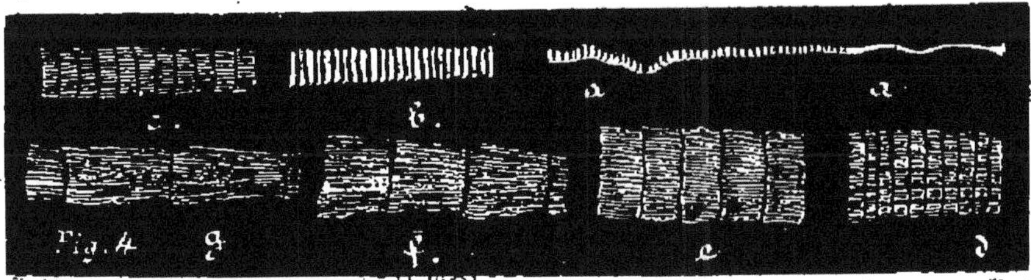

FIG. 4. (d'après M. DAVAINE) Ténia solium armé (grandeur naturelle); fragments pris de distance en distance depuis la tête jusqu'aux derniers anneaux, faisant voir la forme successive de ces anneaux; l'ordre des lettres indique leur disposition d'avant en arrière. Aux fragments e, f, g, les pores génitaux sont apparents (L'œuf de ce ténia et la tête ont été représentés fig. 2 et 3.

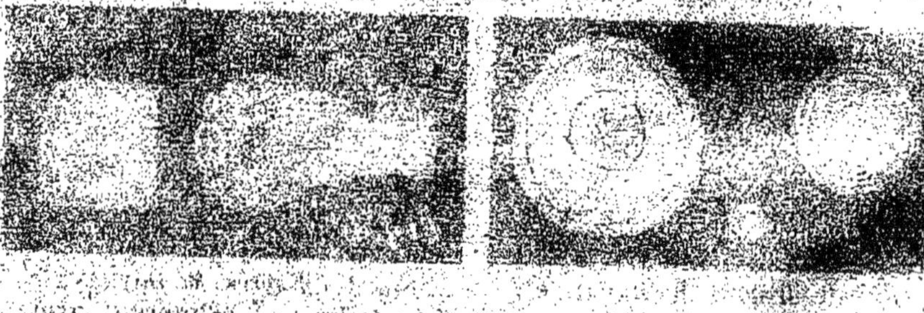

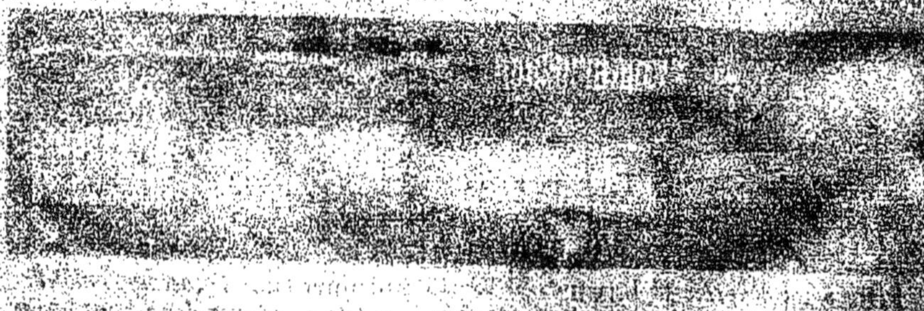

www.ingramcontent.com/pod-product-compliance
Ingram Content Group UK Ltd.
Pitfield, Milton Keynes, MK11 3LW, UK
UKHW020911140726
13695UKWH00006B/2448